Dʳ J.-M. DURAND

MÉDECIN DES HÔPITAUX

—◦ơ—

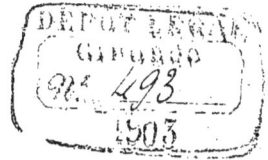

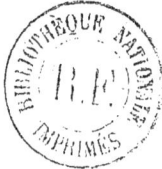

Tuberculose

et

Sanatorium.

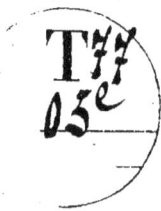

BORDEAUX

IMPRIMERIE G. GOUNOUILHOU

11 — RUE GUIRAUDE — 11

—

1902

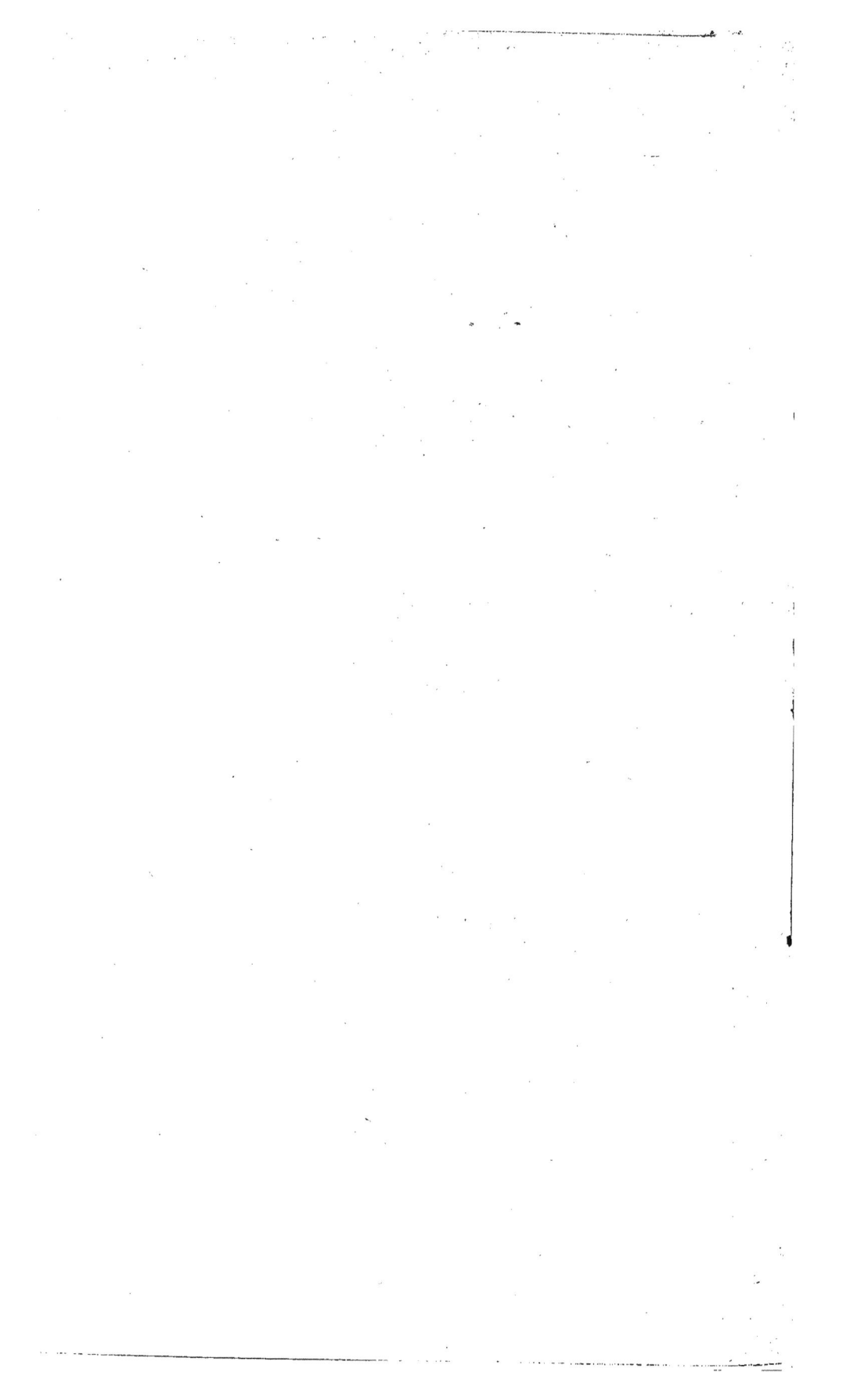

Tuberculose et Sanatorium [1]

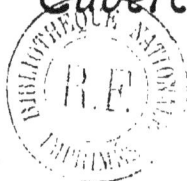

Je regrette vivement de n'avoir pu assister à la discussion qui, depuis quelques semaines, s'est engagée devant la Société de Médecine et de Chirurgie de Bordeaux au sujet de la tuberculose et des sanatoriums. Par suite, je ne connais des communications qui ont été faites que celles qui ont été publiées jusqu'à ce jour par les journaux, et c'est le plus petit nombre.

Dans ces conditions, je ne voulais pas prendre la parole; mais, quelques-uns de nos collègues m'ayant fait l'honneur de me demander d'exposer mes idées sur la question, je n'ai pas cru pouvoir me dérober; je me rends donc à leur invitation, sans me dissimuler que je ne ferai probablement que répéter ce qui a été déjà dit par les orateurs qui m'ont précédé; je m'en excuse d'avance en invoquant la difficulté d'apporter des arguments nouveaux en une matière aussi débattue.

Le point de départ de cette discussion est un travail très intéressant et très documenté, lu par M. Mongour dans la séance du 16 octobre dernier; notre collègue, revenant sur un sujet qu'il avait déjà traité dans une lettre au *Journal de Médecine de Bordeaux*, en date du 24 août 1902, posait la question suivante : Doit-on faire au tuberculeux l'aveu de son mal? Et, à ce propos, il abordait la question beaucoup plus générale de l'institution des sanatoriums, considérée au point de vue social.

[1] Communication faite à la Société de Médecine et de Chirurgie de Bordeaux dans la séance du 21 novembre 1902.

Je suivrai le même ordre dans l'exposé de ce travail.

Sur la première question : Doit-on faire au tuberculeux l'aveu de son mal? la réponse dépend surtout de l'idée que se fait le médecin de la curabilité de la tuberculose, et des notions que peut avoir le malade lui-même sur la nature, l'évolution et les chances de guérison de l'affection dont il est atteint.

C'est là, me semble-t-il, que se trouve le nœud de la question.

Beaucoup de médecins, et non des moindres, sont encore imprégnés des idées qui ont eu cours pendant des siècles sur l'hérédité et l'incurabilité de la tuberculose, au moins dans la plupart des cas. Ces médecins ne tiennent peut-être pas assez compte des formes de tuberculose à marche insidieuse, à évolution lente, qui sont cependant les plus nombreuses et les plus curables, qui guérissent même quelquefois spontanément, sans que le diagnostic en ait été porté, et qui demandent de la part du médecin une attention qu'on ne leur accorde pas toujours. J'ai vu, pour ma part, des tuberculeux qui n'avaient jamais été auscultés que par-dessus les vêtements; pour tous ceux qui connaissent la difficulté du diagnostic de la tuberculose au début, il ne paraîtra pas étonnant que la maladie ait pu être méconnue.

Quoi qu'il en soit, il est certain qu'un grand nombre de médecins, même des plus attentifs, sont très portés à former leur opinion sur la curabilité de la tuberculose, en n'envisageant cette affection que dans ses périodes les plus avancées ou dans ses formes aiguës, alors que le tableau clinique est si caractéristique et si désolant.

Ces médecins admettront difficilement, et je le conçois, qu'on puisse faire au tuberculeux l'aveu de son mal.

A ceux, au contraire, qui, avec la plupart des cliniciens et des anatomo-pathologistes, considèrent que la tuberculose est curable dans un grand nombre de cas, il peut sembler tout naturel de dire au malade l'affection dont il est atteint, comme on le fait dans beaucoup d'autres maladies, pour l'engager à se mieux soigner et lui permettre d'apprécier à sa juste valeur l'importance des prescriptions qu'on lui impose.

Cependant, même dans ces cas, les médecins ne doivent pas se laisser guider uniquement par leurs propres idées, et ils doivent tenir grand compte de celles de leurs malades. Or, à ce point de vue, l'éducation des différentes classes sociales est extrêmement variable.

Chez les gens riches, ou simplement aisés, on trouve couramment des malades, — je ne parle que des Français, — qui se savent atteints de tuberculose et n'en paraissent pas autrement affectés; on les rencontre dans toutes les stations spéciales : Arcachon, Pau, Cambo, Nice, Cannes, Menton, Alger, Biskra, etc.; ils encombrent les sanatoriums suisses de Leysin, de Davos ou de l'Engadine, et je puis affirmer, pour les avoir vus sur leur chaise longue, dans les galeries de cure, qu'ils ne sont pas ennemis des distractions et même du flirt. A part cela, ils suivent le traitement indiqué avec une ponctualité remarquable, évitant avec soin tout ce qui peut leur être nuisible, et n'ayant d'autre but que de chercher une guérison possible.

L'état d'esprit de ces malades et leur manière de se traiter serait plutôt de nature à encourager les partisans de la révélation.

Mais à côté de ces gens relativement instruits, capables de comprendre les explications de leur médecin et en état de faire les frais d'un traitement coûteux, combien trouvera-t-on de pauvres ouvriers qui se laisseront d'autant plus impressionner qu'ils se sentent impuissants à faire ce qui serait indispensable pour acheter la guérison qu'on leur promet?

On ne saurait donc, à ce point de vue, tracer aux médecins une règle uniforme; c'est là une affaire de tact, de science et de conscience.

Du reste, la question qui nous est posée est beaucoup moins neuve qu'elle ne le paraît. On peut dire qu'elle s'est déjà présentée pour la plupart des maladies graves, et le temps s'est souvent chargé de la résoudre.

A ce sujet, je pourrais rappeler quelques faits qui présentent une certaine analogie avec la question qui nous occupe. Il y a vingt-cinq ans, au moment où je commençais la pratique de la médecine, il était de règle parmi les médecins de ne jamais dire à un malade qu'il était atteint d'une maladie de cœur; on aurait trouvé la révélation brutale, inhumaine, parce que, dans le public, on considérait alors les maladies de cœur comme incurables et fatales à plus ou moins brève échéance; on réservait donc son diagnostic pour l'entourage qui le gardait discrètement, et on disait au malade qu'il n'avait rien ou pas grand'chose; mais avec cela on lui recommandait de rester au lit ou dans un fauteuil, d'éviter la marche et tous les exercices, de ne plus fumer, de se priver de toute distraction; avec cela on lui appliquait des vésicatoires sur la région précordiale et on lui administrait de la digitale. Il arrivait fatalement ceci, c'est que les malades, plus logiques que les médecins, disaient : « Si je n'ai rien ou pas grand'chose, pourquoi me priver de tout et m'astreindre à suivre un régime si sévère? je serais bien sot. » Et ils se soignaient mal, ils ne suivaient pas scrupuleusement des prescriptions dont ils ne comprenaient pas l'utilité, et leur mal, s'aggravant, les conduisait à l'asystolie, qu'avec des précautions ils eussent pu éviter.

D'autres malades, plus intelligents, pensaient : « Le docteur dit que je n'ai rien ou pas grand'chose, et cependant, à la façon dont il me soigne, je comprends que je dois être sérieusement atteint; il faut même que mon mal soit bien grave et peut-être incurable pour qu'il n'ose pas me l'avouer. » Et ils n'avaient pas de peine à deviner ce qu'on voulait leur cacher. Or, les maladies de cœur étant alors considérées comme fatalement mortelles, on peut deviner l'état d'âme de ces malheureux.

Depuis vingt-cinq ans nous avons fait quelques progrès; ce qu'on n'aurait pas fait alors, nous le faisons couramment aujourd'hui. Le public sait maintenant qu'avec des lésions cardiaques compensées on peut vivre longtemps et même arriver à un âge avancé, à la condition d'avoir une existence paisible, et le médecin peut, sans ·dissimuler sa pensée, formuler des prescriptions qui seront mieux observées.

Le même fait ne se présente-t-il pas encore de nos jours pour la dothiénentérie? Combien de médecins osent dire à leurs malades qu'ils sont atteints de fièvre typhoïde? Bien peu, et cependant, depuis quelques années, il y a une tendance marquée à réagir contre cette vieille coutume. Pour ma part, il m'est arrivé souvent, dans des cas à marche favorable, ou au moment de la convalescence, alors que nous avons à lutter contre l'indocilité des sujets qui, se sentant mieux, commettent facilement des imprudences et s'exposent à des rechutes, il m'est arrivé souvent, dis-je, de révéler au malade la nature de son affection; je n'ai jamais eu qu'à m'en féliciter, et je suis persuadé d'avoir ainsi rendu service à mes clients.

Je crois qu'il en sera de même de la tuberculose; mais le moment n'est peut-être pas venu; trop de médecins doutent encore de la curabilité de cette maladie, et la terreur séculaire de la phtisie pulmonaire a laissé dans l'esprit du public une impression trop profonde pour n'en pas tenir compte.

Et voilà pourquoi, malgré ma foi profonde en la curabilité de la tuberculose, j'estime que l'on ne doit pas faire à un tuberculeux l'aveu de son mal, à moins d'y être contraint par la difficulté d'obtenir du malade l'observance du traitement prescrit, et seulement dans les cas où l'observation de ce traitement a de grandes chances de le guérir ou tout au moins de prolonger son existence.

Mais, en vérité, il est bien rare qu'on soit dans cette obligation; dans la plupart des cas, on peut obtenir des malades la docilité la plus complète sans prononcer le mot de *tuberculose*, en leur disant simplement qu'ils ont une induration pulmonaire ou de la pleurésie sèche; en les prévenant, dès le début, que la guérison exigera beaucoup de soins et beaucoup de temps, et en leur exposant bien que toute imprudence pourrait aggraver sérieusement leur mal. J'ai l'habitude d'agir ainsi, et je suis persuadé qu'un médecin qui sait montrer une autorité convaincue peut tout obtenir d'un tuberculeux.

Malgré ma répugnance à faire à un tuberculeux l'aveu de son mal, il m'est arrivé quelquefois de le faire, avec tous les ménagements que comporte un pareil aveu; mais, dans la plupart des cas, c'étaient des malades guéris auxquels je faisais des recommandations pour les prémunir contre les rechutes, ou des malades en bonne voie d'amélioration, mais trop pressés d'abandonner le traitement pour reprendre leurs occupations; je dois dire que, dans tous ces cas, après un premier moment de surprise, les malades ont bien vite repris le dessus et ont suivi ensuite fidèlement les prescriptions. Du reste, le même fait ne se passe-t-il pas pour des maladies aussi graves que la tuberculose, telles que l'angine de poitrine, l'albuminurie chronique, etc.?

En résumé, la question de savoir si l'on doit *ou plutôt si l'on peut faire* à un tuberculeux l'aveu de son mal dépend surtout de la forme de son affection et du degré de conviction en sa curabilité qu'on aura su lui communiquer.

Avant de passer à l'exposé de mes idées sur le rôle médical et social du sanatorium, je voudrais revenir sur la question de la curabilité de la tuberculose, dont j'ai déjà beaucoup parlé, mais qui me paraît mériter encore quelques considérations, parce qu'elle est intimement liée à la question des sanatoriums.

Avec la plupart des auteurs contemporains, je suis convaincu que la tuberculose est une maladie curable, et curable dans un grand nombre de cas pris au début.

Sans parler des observations cliniques ou anatomo-pathologiques de Laënnec, de Cruveilhier, d'Hérard, de

Cornil, de Charcot, de Brouardel, de Grancher, de Landouzy, de Letulle et de tant d'autres, je puis affirmer que depuis vingt-cinq ans j'ai observé dans ma clientèle bon nombre de guérisons de tuberculose dans des cas où des confrères, et non des moindres, appelés par moi en consultation, avaient porté le diagnostic de tuberculose au second degré, où tous les signes cliniques et stétoscopiques, ainsi que la présence des bacilles, ne pouvaient laisser aucun doute. S'il en était besoin, je pourrais montrer nombre de ces malades bien vivants et bien portants avec les traces plus ou moins apparentes de leurs lésions pulmonaires primitives depuis longtemps éteintes.

Je crains que les médecins qui doutent encore de la curabilité de la tuberculose n'aient, comme je l'ai déjà dit, envisagé trop exclusivement les cas avancés ou des formes aiguës de la maladie, ces cas où la thérapeutique est impuissante. Je crains qu'ils n'aient négligé les faits si nombreux où la maladie évolue d'une manière insidieuse et parfois fort lente, et arrive souvent à la guérison sans même qu'on se soit douté de son existence. Mais ces cas doivent entrer en ligne de compte pour juger du degré de curabilité de la maladie. Il en est de la tuberculose comme de toutes les affections : rougeole, scarlatine, variole, syphilis, dothiénentérie; on peut observer tous les degrés de virulence, depuis les cas les plus bénins, les plus légers, jusqu'aux cas les plus graves, les plus toxiques, et de même qu'il serait injuste, pour établir la mortalité de ces maladies, de ne prendre que les cas les plus sérieux, de même il serait illogique, pour juger de la curabilité de la tuberculose, de ne voir que la phtisie à ses dernières périodes ou à l'état aigu.

Il y a une vingtaine d'années, à une époque où la diphtérie était toujours considérée comme une maladie des plus graves, où le souvenir des victimes qu'elle faisait chaque année dans le corps médical hantait nos esprits, je me rappelle avoir soulevé les plus ardentes polémiques en soutenant que la diphtérie pouvait être

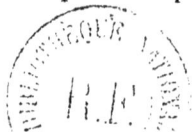

parfois bénigne; *diphtérie bénigne*, deux mots qui hurlaient de se trouver accouplés; et j'entends encore des confrères, qui sont aujourd'hui des maîtres, me répondre qu'une diphtérie bénigne n'était pas de la diphtérie. Depuis que les recherches bactériologiques nous permettent de mieux apprécier tous les cas, nous savons qu'à côté des diphtéries hypertoxiques, contre lesquelles nous sommes impuissants, il existe d'autres diphtéries moins graves, sur lesquelles la thérapeutique peut agir, et d'autres diphtéries, plus nombreuses peut-être, très bénignes, qui passent quelquefois inaperçues et qui, le plus souvent, guérissent spontanément.

Il en est de même pour la tuberculose, et, au risque de soulever encore, comme il y a vingt ans, de nouvelles et ardentes polémiques, et quelque paradoxal que cela puisse paraître, je n'hésite pas à réunir deux mots dont l'assemblage pourra sembler étrange, en disant qu'il y a des tuberculoses bénignes comme il y a des diphtéries bénignes, des rougeoles bénignes, des scarlatines bénignes, des varioles bénignes, des dothiénentéries bénignes, etc., et qu'il y a des tuberculoses hypertoxiques comme il y a des rougeoles, des scarlatines, des varioles, des dothiénentéries hypertoxiques, et qu'entre ces deux extrêmes on peut rencontrer tous les degrés; que nous pouvons agir sur les uns, que nous sommes impuissants vis-à-vis des autres, et que notre impuissance à l'égard de toutes les formes graves de ces maladies ne nous autorise pas à les déclarer incurables.

La doctrine de l'incurabilité de la tuberculose est décevante et contraire à l'esprit scientifique de la médecine moderne. La notion de curabilité est la seule, au contraire, qui, tenant compte de notre ignorance, encourage toutes les recherches, parce qu'elle n'admet pas qu'on puisse déclarer *a priori* qu'une maladie microbienne est incurable, et malgré son cachet d'optimisme, qui paraîtra à beaucoup exagéré, nous devons croire, espérer que le mot de Pasteur : « Il est au pouvoir de l'homme de faire disparaître toutes les maladies parasitaires du monde, » se réalisera tôt ou tard.

Après cette longue digression, j'en arrive à l'exposé de mes idées sur le rôle médical et social des sanatoriums.

Depuis quelques années, dans tous les pays du monde civilisé, une ardente campagne s'est ouverte en faveur de la création de sanatoriums pour le traitement des tuberculeux. La France a suivi le mouvement, et déjà un certain nombre d'établissements sont créés ou en voie de construction; mais, comme il fallait s'y attendre, des objections, timides d'abord, plus ardentes ensuite, n'ont pas tardé à s'élever. Je crois qu'il en a toujours été ainsi pour toutes les œuvres de longue haleine, et il n'y a pas lieu de s'en émouvoir outre mesure. Il est bon cependant d'examiner de près ces objections, de voir ce qu'elles ont de sérieux et de dire franchement ce qu'on en pense; c'est ce que je vais faire.

J'ai entendu dire maintes fois que les sanatoriums français auraient de la peine à subsister et, en tout cas, ne sauraient prospérer à l'égal des sanatoriums allemands, parce qu'ils ne sont pas, comme ces derniers, entretenus, au moins en grande partie, aux frais des assurances obligatoires contre la maladie et l'invalidité, assurances que l'on considère comme la cause essentielle et déterminante de la création et de la vitalité des sanatoriums allemands.

Il y a là une erreur chronologique et une erreur de fait; chronologiquement, on oublie que l'assurance contre l'invalidité, à laquelle se rattache le traitement des tuberculeux, ne fonctionne, dans l'empire allemand, que depuis 1891, et que, bien antérieurement à cette date, l'institution des sanatoriums était déjà florissante non seulement en Allemagne, mais encore en Suisse et dans bien d'autres pays où l'assurance obligatoire n'existe pas.

Il me suffira, pour établir la preuve de ce fait, de rappeler que le premier sanatorium fut construit par Brehmer, à Goerbersdorf, en 1859; que celui de Rei-

boldsgrün, dans la partie méridionale de la Saxe, date
de 1873; que celui de Saint-Blasien, dans la Forêt-Noire,
est de 1881; que Falkenstein, le plus célèbre de tous
peut-être, est antérieur à 1883; que celui de Lerecke
est de 1886; que celui de Rômpler est antérieur à 1887;
que celui de Pückler, pour les malades payants, et celui
de Weicker, pour les pauvres, sont antérieurs à 1889;
que Hohenhonnef est de 1891, etc.

Qu'en Suisse, le sanatorium du Dr Turban, à Davos,
est de 1887, et celui de Leysin de 1891.

Que l'hôpital de Ventnor, en Angleterre, est de 1868.

Que le sanatorium d'Aland, en Autriche, a été étudié
dès l'année 1883 par le professeur Van Schrœtter, de
Vienne.

J'arrête là cette longue énumération, qui deviendrait
fastidieuse.

En fait, si des sociétés d'assurances ouvrières
ont trouvé avantageux de faire construire ou de
favoriser la construction de sanatoriums pour leurs
assurés, il est certain que ces établissements ne sont
pas les plus nombreux et ne reçoivent pas tous les
tuberculeux, puisque l'assurance obligatoire ne s'appli-
que qu'aux seuls ouvriers qui gagnent moins de
2,000 marcs par an.

L'assurance ouvrière obligatoire ne saurait donc avoir
aucune influence sur la situation florissante de la plupart des sanatoriums allemands, où le prix de jour-
née est de 20 ou 25 francs, et qui ne sont abordables
qu'aux seuls malades riches.

La véritable cause de la faveur dont jouissent les
sanatoriums allemands réside dans ce fait que c'est
à Brehmer et à son élève Detweiller, deux Allemands,
que nous devons l'application raisonnée des nouvelles
méthodes qui ont transformé de fond en comble le traitement de la tuberculose.

Avant eux, et même depuis, car nous avons tous vu
des tuberculeux dans ces conditions, ces malheureux
étaient confinés, au lit ou sur un fauteuil, dans des
chambres soigneusement fermées où l'air pur ne pé-

nétrait presque jamais, abreuvés de tisanes qui augmentaient encore leur transpiration, et gorgés de remèdes qui leur enlevaient le peu d'appétit qui pouvait leur rester.

Avec Brehmer et Detweiller, le changement est complet : dans leurs sanatoriums, le repos, la cure d'air continue et la suralimentation se substituent au confinement, aux tisanes et aux drogues; l'hygiène la mieux comprise entoure les malades; les crachoirs antiseptiques remplacent les mouchoirs et ces horribles crachoirs de toile que l'on voyait encore dans nos hôpitaux il y a quinze ans à peine.

Bref, dans la thérapeutique de la tuberculose se produit une révolution analogue et aussi profonde qu'avec l'introduction de l'antisepsie en chirurgie.

Sous l'influence de ces pratiques nouvelles on enregistre de nombreuses améliorations et des guérisons retentissantes dont on reporte tout l'honneur sur le sanatorium lui-même qui, dans l'esprit de ses créateurs, permettait seul l'application méthodique et efficace de cette thérapeutique; pour eux, en effet, le traitement hygiéno-diététique et le sanatorium étaient inséparables.

C'est sous l'empire de cette doctrine qu'on vit se développer, non seulement en Allemagne, mais également en Suisse et un peu dans toutes les parties du monde, l'institution des sanatoriums.

Il y avait là certainement une exagération contre laquelle on tend à réagir depuis quelques années et surtout depuis que l'application du traitement hygiéno-diététique ne paraît plus intimement liée à la question d'altitude.

A la formule trop absolue des Allemands est venue se substituer une formule nouvelle, qui admet que le sanatorium, bon pour certains malades, n'est pas indispensable pour tous, et que le traitement méthodique de la tuberculose peut se faire tout aussi bien en cure libre et donner d'aussi bons résultats que dans les établissements fermés.

Notre collègue le Dr Lalesque s'est fait le champion de cette idée, et moi-même, dans le deuxième *Bulletin de l'Œuvre du Sanatorium girondin*, j'écrivais ceci, à la date du 3 avril 1900, en parlant des malades riches : « Il y a encore, pour cette catégorie de malades, la cure libre, qui peut donner de bons résultats à la campagne, aux bords de la mer ou dans les montagnes, à la condition qu'ils y soient soumis à une surveillance médicale rigoureuse et incessante, et surtout qu'ils aient, eux et leur entourage, la force et la volonté de s'y soumettre. »

Je crois, en effet, que la vérité est là. Le sanatorium et la cure libre ont l'un et l'autre leurs indications, et préconiser exclusivement l'un au détriment de l'autre serait tomber dans une exagération injuste.

Voyons donc quelles sont les indications de ces deux méthodes de traitement.

La cure libre est préférable au sanatorium pour les gens riches, ou simplement aisés, qui peuvent facilement se déplacer et quitter la ville pour aller à la campagne, à la montagne ou dans quelque station hivernale; partout, en un mot, où, sous la surveillance constante d'un médecin, ils peuvent trouver, avec l'air pur, les soins hygiéniques et diététiques indispensables à leur traitement.

Ces malades, auxquels il est facile de donner une chambre vaste, bien aérée, exposée au midi, qui peuvent avoir parcs ou jardins pour pratiquer la cure d'air, qui sont constamment entourés des soins dévoués de leur famille, pour laquelle il est toujours possible de prendre les précautions nécessaires contre la contagion, ces malades, dis-je, seront bien mieux en cure libre qu'au sanatorium, où ils sont forcément mêlés à d'autres malades.

Le sanatorium, au contraire, peut être utile à des malades, même riches, qui n'ont pas l'énergie suffisante pour se soumettre chez eux à la discipline qu'exige le traitement, qui ne savent pas se soustraire à l'entraînement des fatigues mondaines, ou qui, dans leurs déplacements, ne pourraient être soignés qu'à l'hôtel et par des étrangers, comme le fait n'est que trop fréquent dans beaucoup de stations du midi de la France.

Le sanatorium est indispensable à ces nombreux petits employés et ouvriers dont les ressources modestes sont bien vite épuisées dès qu'ils cessent de travailler, et qui se trouvent, par suite, condamnés à laisser évoluer leur affection, au milieu des privations, des soucis, des chagrins que leur cause le dénuement de leur famille, dans des logements malsains, encombrés, où la contagion rencontre les circonstances les plus favorables à son développement.

Le sanatorium est encore indispensable à la plupart de ces malheureux qui cherchent un refuge à l'hôpital, où ils ne trouvent, le plus souvent, qu'une aggravation à leur mal.

Est-ce à dire que le sanatorium soit le seul ou le meilleur moyen de lutter contre la tuberculose? Une telle proposition n'est pas soutenable, et si, pour ma part, je considère que le sanatorium est indispensable pour le traitement de quelques tuberculeux, je déclare hautement que, dans la lutte entreprise contre la tuberculose, il ne peut être qu'un moyen accessoire dont il ne faut ni exagérer ni déprécier la valeur.

Les moyens que l'on doit mettre en œuvre pour lutter contre la tuberculose sont nombreux, mais tous ont une importance réelle.

Un des principaux est assurément la vulgarisation des notions d'hygiène et de prophylaxie qui peuvent enrayer la marche de la maladie; ces notions sont généralement fort méconnues; que de comptoirs, de bureaux et de magasins où on ne fait rien pour préserver les employés contre les risques que leur font courir un voisin tuberculeux qui crache sur le sol!

Je pourrais citer une grande maison de notre ville où, en trois ans, plus de vingt employés ont succombé à la tuberculose pulmonaire; dans d'autres maisons moins importantes, j'ai pu enregistrer un ou deux décès par an. N'est-il pas navrant de penser que de pareils faits peuvent se produire?

Un second moyen, fort en honneur depuis quelque

temps, est l'institution des dispensaires antituberculeux, dont le Dr Calmette, de Lille, et le Dr Bonnet, de Paris, ont été les promoteurs.

Cette institution, bien organisée, est appelée à rendre de grands services aux pauvres tuberculeux qui ne peuvent être admis au sanatorium. Elle leur assure des soins, les conseille au point de vue de l'hygiène, et met leur famille en garde contre les risques de la contagion.

Un des meilleurs moyens de lutter contre la tuberculose est de lutter contre l'alcoolisme, qui déprime l'individu et en fait une proie facile pour le bacille.

Nous devons constater avec plaisir les efforts faits de toutes parts pour enrayer les ravages de l'alcool, mais nous ne pouvons nous dissimuler qu'il faudra bien du temps avant de pouvoir enregistrer des résultats appréciables.

Une mesure dont le besoin est urgent serait la réforme des lois et arrêtés sur les logements insalubres, qui ne devraient pas autoriser la construction de maisons ne remplissant pas certaines conditions d'hygiène. Déjà plusieurs gouvernements étrangers sont entrés dans cette voie, et il n'est pas douteux que ce moyen ne soit un des plus efficaces pour assurer la préservation de la santé publique.

Enfin, le sanatorium est également appelé à jouer un rôle dans la lutte contre la tuberculose. A ce point de vue, il ne doit pas être envisagé uniquement comme un moyen d'hospitaliser quelques tuberculeux, car le nombre des hospitalisés serait bien minime relativement au nombre des tuberculeux, et les résultats ne seraient certainement pas en rapport avec les efforts considérables que nécessite la création d'un sanatorium.

Le sanatorium doit être, avant tout, ce qu'est le champ d'expériences en agriculture, c'est-à-dire un foyer de recherches dirigé par des hommes compétents, auxquelles il appartient d'étudier, dans les conditions les plus favorables, toutes les questions d'hygiène, de clinique et de thérapeutique relatives à la tuberculose, afin de pouvoir éclairer les médecins et le public sur leur importance.

Pour cela, il faut que le sanatorium lui-même soit un modèle de maison sanitaire et qu'il réalise les derniers perfectionnements de l'hygiène pour les montrer aux médecins et aux architectes.

Il faut que les observations des malades soient prises minutieusement chaque jour, afin de constituer des documents précieux pour l'étude des questions encore obscures de l'évolution tuberculeuse.

Il faut aussi qu'au laboratoire qui est annexé au sanatorium soient entreprises des recherches expérimentales pour la vérification ou la découverte de nouvelles méthodes thérapeutiques.

Ainsi considéré, le sanatorium est certainement un rouage nécessaire dans l'organisation de la lutte contre la tuberculose.

Mais, la nécessité du sanatorium étant admise, doit-on s'empresser d'en multiplier le nombre? Ce n'est pas mon avis. La construction et l'entretien des sanatoriums exigent de grosses dépenses; en multiplier le nombre serait affaiblir leur vitalité. Pour le moment, il me semble qu'il serait sage de s'arrêter dans cette voie. Des sanatoriums ont été créés ou sont en construction dans presque toutes les régions de la France : à Paris, Lyon, Bordeaux, Nancy, Orléans, Nantes, Le Havre, Durtol, Le Canigou, Alger, etc. Il serait prudent de ne pas entreprendre de nouveaux établissements avant que ceux-là n'aient atteint leur complet développement. On verrait ensuite à pourvoir à de nouveaux besoins.

Si je suis partisan des sanatoriums régionaux, je ne saurais trop m'élever contre la tendance, manifestée depuis quelque temps, à créer des sanatoriums corporatifs, comme ceux que l'on se propose de construire pour les instituteurs, les employés des postes, etc.

Ces sanatoriums centraux, qui recruteront leurs malades sur tous les points de la France, obligeront ces malheureux à parcourir de longues distances dans des conditions qui ne seront pas toujours très confortables. Ils auront surtout pour inconvénient de les éloigner de leurs parents, de leurs amis, de les exiler, en un mot, et de déterminer en eux un état moral peu favorable à leur traitement.

Les sanatoriums régionaux, plus accessibles aux parents et amis, semblent préférables.

Je termine en résumant toute ma pensée en ces quelques mots : La tuberculose, produit de toutes les misères physiologiques exposées à la contagion, est une maladie curable et avouable, qui exige du repos, de l'air pur, de la lumière, des soins hygiéniques et diététiques que l'on peut trouver aussi bien chez soi qu'au sanatorium, mais qui, partout, réclame autant de science et de conscience de la part du médecin que de docilité et de persévérance de la part du malade.

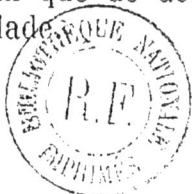

Bordeaux. — Imp. G. Gounouilhou, rue Guiraude, 11.

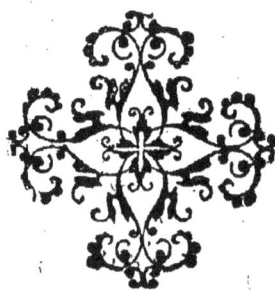

www.ingramcontent.com/pod-product-compliance
Lightning Source LLC
Chambersburg PA
CBHW050440210326
41520CB00019B/6014